SOPHIA THIEL

FITNESS

FITNESS.LIFESTYLE.PLANER

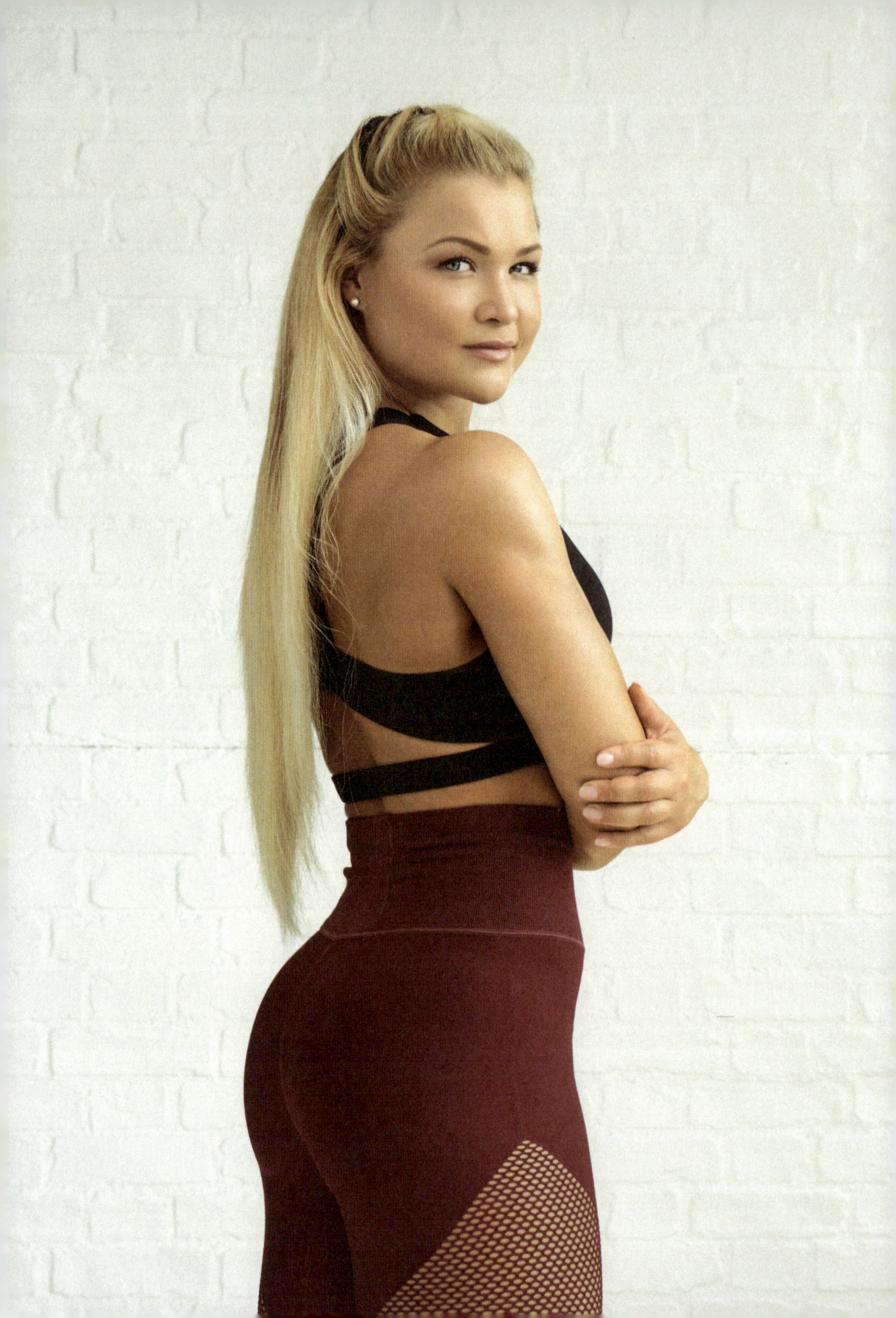

Hallo & herzlich willkommen zu meinem Fitnessplaner!

Du wirst diesen Organizer lieben. Denn er wird dir nicht nur helfen, deine Ziele zu erreichen, sondern dich täglich motivieren, informieren, anspornen und durch den Tag begleiten.

Eine gute Planung und Struktur sind für mich enorm wichtig. Gerade in einem stressigen Alltag habe ich mit meinen Notizen alle Erfolgstools immer im Blick. Darum werde ich dich ab heute jeden Tag daran erinnern, cleane Ernährung und regelmäßiges Training zu einer starken Routine werden zu lassen.

Planst du dein Workout als Termin mit hoher Prio ein, kommt dir nichts dazwischen und Ausreden haben keine Chance. Und auch fürs Essen gilt: Gute Planung ist der halbe Weg zur Wunschfigur. Trage dir ein, was du wann einkaufen, vorbereiten und essen willst. Denn mit Mealprepping sicherst du dir gesunde Gewohnheiten und sparst zudem Zeit und Geld.

Also, ich wünsche dir besten Erfolg, Spaß und alles Liebe für dein Fitnessjahr,

deine Sophia

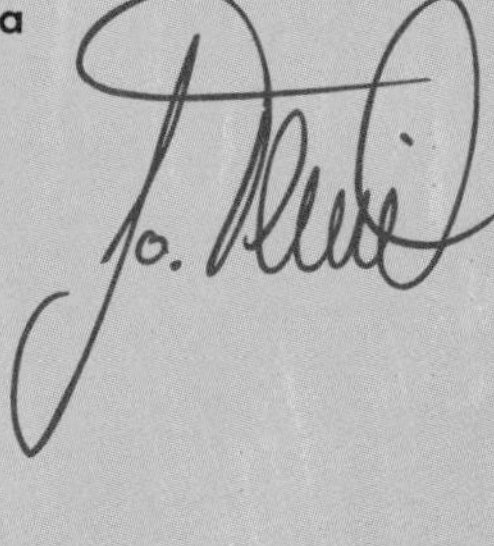

FRÜHSTÜCK	MITTAGESSEN	ABENDESSEN	SNACKS	WORKOUT
BRATAPFEL-PORRIDGE	ROTE-LINSEN-KOKOS-SUPPE	THUNFISCH-PIZZA	SHAKE	BEIN-WORKOUT
HAWAII-FRÜHSTÜCK	VEGGIE-CHILI	ASIA-PUTENPFANNE	NÜSSE	
CLUB-SANDWICH	KÜRBIS-FETA-SALAT	ZUCCHINI-PASTA	PROTEIN-MUFFINS	CARDIO

WORKOUT

Planung ist alles. Hier kannst du deine Mahlzeiten für die ganze Woche vorausplanen und die Zutaten gleich auf deine Einkaufsliste setzen.

Plane deine Workouts wie Termine für die Woche ein, dann kannst du das Training nicht vergessen und bist gleich viel motivierter, alles durchzuziehen.

Einkaufsliste

Mo.

Dein Wochenplan: genug Platz für alle deine Termine, Erledigungen, alles, was du auf keinen Fall vergessen darfst.

ACTIVE DAY
CLEAN EATING

Di.

Hast du genug getrunken? 6 Gläser (à 250–300 ml) sollten es pro Tag schon sein. Streiche jedes getrunkene Glas ab, dann hast du deine Trinkmenge immer genau im Blick.

ACTIVE DAY
CLEAN EATING

Mi.

9:00 JOGGEN GEHEN
12:00 MEETING

ACTIVE DAY
CLEAN EATING

Do.

Warst du heute aktiv? Wenn du trainiert hast oder einen der „Hacks für mehr Bewegung" absolviert hast, darfst du dir den „Active Day" abhaken. Versuche, jeden Tag etwas für dich zu tun.

ACTIVE DAY
CLEAN EATING

Fr.

12:00 GYM
16:00 COFFEE-DATE MIT BELLA
WICHTIG: YT-VIDEO HOCHLADEN

ACTIVE DAY
CLEAN EATING

Sa.

ACTIVE DAY
CLEAN EATING

Hast du gesund gegessen, auf Fertigprodukte, Zucker und Alkohol verzichtet? Dann markiere heute „Clean Eating".

So.

ACTIVE DAY
CLEAN EATING

GOAL SETTINGS

– WIE DU ZIELE SETZT, TRACKST UND ERREICHST –

Du brauchst einen Motivationsschub?

Ob abnehmen, fitter sein oder glücklicher: Mit der richtigen Strategie beim Setzen deiner Ziele kannst du sicherstellen, dass du dein Vorhaben auch erfolgreich in die Tat umsetzt. Ich zeige dir, welche Schritte dafür nötig sind:

SCHRITT 1

Spezifisch: Formuliere dein Ziel ganz konkret, denn ein individuelles Ziel erreichst du eher als ein generelles.

Beispiel: Nicht „Ich will fitter sein", sondern „Ich gehe 3-mal die Woche ins Fitnessstudio".

SCHRITT 2

Messbar: Woher weißt du, ob du dein Ziel erreicht hast? Setze genaue Kriterien, die dir deinen Fortschritt deutlich machen.

Beispiel: Nicht „Ich fühle mich fitter", sondern „Jede Woche schaffe ich 5 Wiederholungen mehr".

SCHRITT 3

Erreichbar: Dein Ziel muss realistisch sein. Also nimm dir nicht zu viel vor und plane kleine Schritte ein, die dein Ziel unterteilen.

Beispiel: Nicht „Ich laufe in einem Monat einen Marathon", sondern „Ich laufe in einem Jahr einen Halbmarathon".

SCHRITT 4

Zeitrahmen: Lege einen Zeitraum fest, in dem du dein Ziel erreicht haben willst. Das kann ein Stichtag in der Zukunft sein, aber auch Wochen- und Monatsziele.

Beispiel: Nicht „Ich will 10 Liegestütze schaffen", sondern „Ich will in genau 3 Monaten 10 Liegestütze schaffen".

SCHRITT 5

Teilziele: Splitte dein Ziel in kleinere Teilstücke auf und arbeite sie Schritt für Schritt ab. So hast du regelmäßig Erfolgserlebnisse und siehst immer genau, wo du stehst.

Beispiel: Nicht „Ich will tolle Muskeln haben", sondern „Ich will mich in einem guten Gym anmelden, dann will ich einen passenden Trainingsplan erstellen und diesen 4 Wochen durchziehen, dann will ich ... ".

Und wichtig: Halte alle Punkte schriftlich fest. Am besten gleich auf der nächsten Seite.

Auch Apps für dein Handy können dir beim Tracken deiner Ziele helfen, z. B. Goalify, Fabulous, GoalsOnTrack, Strides, Coach.me.

Meine Ziele
FÜR DIESES JAHR

Ich kann
ALLES ERREICHEN, WEIL ...

Schritt für Schritt
SO WIRD ES KLAPPEN!

1.

2.

3.

4.

5.

Dokumentiere deine Körperdaten!

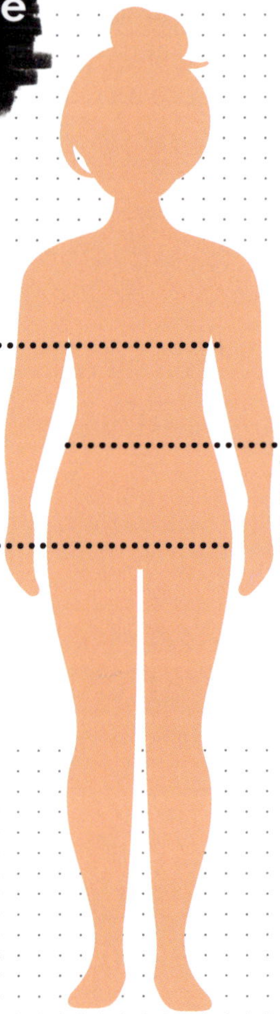

BRUSTUMFANG
Lege das Maßband an der stärksten Stelle um die Brust, in der Regel ist dies auf Höhe der Brustwarzen.

TAILLENUMFANG
Miss an der schmalsten Stelle deiner Taille, diese liegt etwa 2–3 cm über deinem Bauchnabel.

HÜFTUMFANG
Setze das Maßband an der breitesten Stelle der Hüfte und des Pos an. Diese liegt meist etwas oberhalb deines Schritts.

ALLGEMEINE HINWEISE

1. Vermiss deinen Körper wöchentlich und immer zur selben Tageszeit, um möglichst vergleichbare Ergebnisse zu bekommen.
2. Verwende ein weiches, flexibles Maßband, das du gut um deinen Körper legen kannst.
3. Stehe immer gerade und aufrecht und achte darauf, dass das Maßband gerade und möglichst parallel zum Boden anliegt.
4. Trage immer vergleichbar dünne, eng anliegende Kleidung oder verzichte beim Messen auf Kleidung.

Bilder sagen mehr als 1000 Worte …

Dein Foto

Start

Nach 12 Monaten

Dein Foto

GEWICHT	GEWICHT
BRUSTUMFANG	BRUSTUMFANG
HÜFTUMFANG	HÜFTUMFANG
TAILLENUMFANG	TAILLENUMFANG

FRÜHSTÜCK	MITTAGESSEN	ABENDESSEN	SNACKS	
				WORKOUT
				WORKOUT
				WORKOUT
				WORKOUT
				WORKOUT
				WORKOUT
				WORKOUT

Einkaufsliste

Mo.

ACTIVE DAY
CLEAN EATING

Di.

ACTIVE DAY
CLEAN EATING

Mi.

ACTIVE DAY
CLEAN EATING

Do.

ACTIVE DAY
CLEAN EATING

Fr.

ACTIVE DAY
CLEAN EATING

Sa.

ACTIVE DAY
CLEAN EATING

So.

ACTIVE DAY
CLEAN EATING

FRÜHSTÜCK	MITTAGESSEN	ABENDESSEN	SNACKS	
				WORKOUT
				WORKOUT
				WORKOUT
				WORKOUT
				WORKOUT
				WORKOUT
				WORKOUT

Einkaufsliste

Mo.

ACTIVE DAY
CLEAN EATING

Di.

ACTIVE DAY
CLEAN EATING

Mi.

ACTIVE DAY
CLEAN EATING

Do.

ACTIVE DAY
CLEAN EATING

Fr.

ACTIVE DAY
CLEAN EATING

Sa.

ACTIVE DAY
CLEAN EATING

So.

ACTIVE DAY
CLEAN EATING

FRÜHSTÜCK	MITTAGESSEN	ABENDESSEN	SNACKS	
				WORKOUT
				WORKOUT
				WORKOUT
				WORKOUT
				WORKOUT
				WORKOUT
				WORKOUT

Einkaufsliste

Mo.

ACTIVE DAY
CLEAN EATING

Di.

ACTIVE DAY
CLEAN EATING

Mi.

ACTIVE DAY
CLEAN EATING

Do.

ACTIVE DAY
CLEAN EATING

Fr.

ACTIVE DAY
CLEAN EATING

Sa.

ACTIVE DAY
CLEAN EATING

So.

ACTIVE DAY
CLEAN EATING

FRÜHSTÜCK	MITTAGESSEN	ABENDESSEN	SNACKS	
				WORKOUT
				WORKOUT
				WORKOUT
				WORKOUT
				WORKOUT
				WORKOUT
				WORKOUT

Einkaufsliste

Mo.

ACTIVE DAY

CLEAN EATING

Di.

ACTIVE DAY

CLEAN EATING

Mi.

ACTIVE DAY

CLEAN EATING

Do.

ACTIVE DAY

CLEAN EATING

Fr.

ACTIVE DAY

CLEAN EATING

Sa.

ACTIVE DAY

CLEAN EATING

So.

ACTIVE DAY

CLEAN EATING

- 8 HACKS FÜR MEHR BEWEGUNG -

WENIGER IST MEHR

Du hast es nicht zum Sport geschafft? Mit diesen 8 Tipps, die jeder täglich umsetzen kann, haben Ausreden Feierabend. Hast du eine dieser Aktivitäten gemacht oder ein reguläres Workout absolviert, kannst du für diesen Tag ein Häkchen beim „Active Day" in deinem Wochenplaner setzen.

Hack No. 1
Mit dem Rad zur Arbeit/zum Einkaufen fahren.

Hack No. 2
Einen Spaziergang in der Mittagspause machen.

Hack No. 3
Zu Fuß einkaufen gehen und den Einkauf tragen. Du kannst sogar kleine Armübungen einbauen.

Hack No. 4
Mindestens 30 Minuten putzen oder Gartenarbeit.

Hack No. 5
Für Mamas: Mit deinem Kind 30 Minuten über den Spielplatz oder durch den Garten toben.

Hack No. 6
Eine lange Gassirunde mit dem Hund (mind. 30 Min.).

Hack No. 7
Nimm eine Probestunde für eine Fun-Sportart (z. B. Bouldern, Stand-up-Paddling etc.). Vielleicht entdeckst du ja gleich dein neues Hobby!

Hack No. 8
Mind. 6 Stockwerke Treppen laufen.

Mein Hack

Mein Hack

Mein Hack

Dir fällt bestimmt noch mehr ein: Sei kreativ aktiv!

Meine Highlights

GEWICHT

BRUSTUMFANG

HÜFTUMFANG

TAILLENUMFANG

Meine größten Challenges

JEDE LEISTUNG BEGINNT MIT DER *ENTSCHEIDUNG*, ES ZU VERSUCHEN.

So fühle ich mich

Drei Dinge, für die ich dankbar bin

1.

2.

3.

Meine nächsten Schritte

FRÜHSTÜCK	MITTAGESSEN	ABENDESSEN	SNACKS

WORKOUT

WORKOUT

WORKOUT

WORKOUT

WORKOUT

WORKOUT

WORKOUT

Einkaufsliste

Mo.

ACTIVE DAY
CLEAN EATING

Di.

ACTIVE DAY
CLEAN EATING

Mi.

ACTIVE DAY
CLEAN EATING

Do.

ACTIVE DAY
CLEAN EATING

Fr.

ACTIVE DAY
CLEAN EATING

Sa.

ACTIVE DAY
CLEAN EATING

So.

ACTIVE DAY
CLEAN EATING

FRÜHSTÜCK	MITTAGESSEN	ABENDESSEN	SNACKS	
				WORKOUT W
				WORKOUT O
				WORKOUT R
				WORKOUT K
				WORKOUT O
				WORKOUT U
				WORKOUT T

Einkaufsliste

Mo.

ACTIVE DAY

CLEAN EATING

Di.

ACTIVE DAY

CLEAN EATING

Mi.

ACTIVE DAY

CLEAN EATING

Do.

ACTIVE DAY

CLEAN EATING

Fr.

ACTIVE DAY

CLEAN EATING

Sa.

ACTIVE DAY

CLEAN EATING

So.

ACTIVE DAY

CLEAN EATING

FRÜHSTÜCK	MITTAGESSEN	ABENDESSEN	SNACKS	
				WORKOUT
				WORKOUT
				WORKOUT
				WORKOUT
				WORKOUT
				WORKOUT
				WORKOUT

W O R K O U T

Einkaufsliste

Mo.

ACTIVE DAY
CLEAN EATING

Di.

ACTIVE DAY
CLEAN EATING

Mi.

ACTIVE DAY
CLEAN EATING

Do.

ACTIVE DAY
CLEAN EATING

Fr.

ACTIVE DAY
CLEAN EATING

Sa.

ACTIVE DAY
CLEAN EATING

So.

ACTIVE DAY
CLEAN EATING

FRÜHSTÜCK	MITTAGESSEN	ABENDESSEN	SNACKS

WORKOUT W

WORKOUT O

WORKOUT R

WORKOUT K

WORKOUT O

WORKOUT U

WORKOUT T

Einkaufsliste

Mo.

ACTIVE DAY
CLEAN EATING

Di.

ACTIVE DAY
CLEAN EATING

Mi.

ACTIVE DAY
CLEAN EATING

Do.

ACTIVE DAY
CLEAN EATING

Fr.

ACTIVE DAY
CLEAN EATING

Sa.

ACTIVE DAY
CLEAN EATING

So.

ACTIVE DAY
CLEAN EATING

So geht's: Beantworte folgende 5 Fragen und zähle, wie oft du A, B oder C angekreuzt hast. Unten findest du das Ergebnis. Es ist nicht eindeutig? Dann bist du ein Mischtyp.

1

Frage 1: Wie schätzt du dich am ehesten ein?

A ruhig und geduldig

B organisiert und zielstrebig

C aktiv und freiheitsliebend

2

Frage 2: Wo hältst du dich am liebsten auf?

Am schönsten ist es zu Hause. A

Ich bin gerne mit Freundinnen unterwegs. B

Die Natur ist mein zweites Zuhause. C

3

Frage 3: Wie ist deine Zeitplanung?

A Ich mag es, selbstbestimmt zu planen.

B Ich bevorzuge geregelte Abläufe.

C Ich habe eine Abneigung gegen Routine.

4

Frage 4: Wie ist dein Stressverhalten?

Bei Stress tendiere ich zu Angst oder Furcht. A

Ich versuche immer, auch schwierige Situationen zu meistern. B

Bei Stress neige ich zu Ärger und Frustration. C

5

Frage 5: Bei Gesellschaftsspielen ...

A zählt in erster Linie der Spaß.

B will ich unbedingt gewinnen.

C werde ich schnell ungeduldig.

Überwiegend A

Der Home-Workout-Typ

Mein Bodyweight-Training für zu Hause ist für dich ideal: Du bist zeitlich flexibel, musst dir keine Gedanken über dein Outfit machen und wirst von mir angeleitet und motiviert. Bleibst du konsequent dabei, wirst du deine Ziele sicher erreichen!

Überwiegend B

Der Fitnessstudio-Typ

Du hast klare Ziele und bist bereit, daran zu arbeiten. Im Fitnessstudio fühlst du dich gut aufgehoben, denn hier findest du Equipment für Profis und die Atmosphäre treibt dich zu Höchstleistungen an. Neue Geräte sind für dich spannend und bei Fragen fragst du halt!

Überwiegend C

Der Outdoor-Fitness-Typ

Draußen kannst du dich so richtig auspowern. Es wird nie langweilig und du kannst Parkbänke und Mauern als Trainingsgeräte nutzen. Außerdem bist du an der frischen Luft und liebst es, mit Freundinnen zusammen an deiner Fitness zu arbeiten!

Meine Highlights

GEWICHT

BRUSTUMFANG

HÜFTUMFANG

TAILLENUMFANG

Meine größten Challenges

THE BODY *achieves* WHAT THE MIND *believes.*

So fühle ich mich

Drei Dinge, für die ich dankbar bin

1.

2.

3.

Meine nächsten Schritte

FRÜHSTÜCK	MITTAGESSEN	ABENDESSEN	SNACKS	
				WORKOUT W
				WORKOUT O
				WORKOUT R
				WORKOUT K
				WORKOUT O
				WORKOUT U
				WORKOUT T

Einkaufsliste

Mo.

ACTIVE DAY

CLEAN EATING

Di.

ACTIVE DAY

CLEAN EATING

Mi.

ACTIVE DAY

CLEAN EATING

Do.

ACTIVE DAY

CLEAN EATING

Fr.

ACTIVE DAY

CLEAN EATING

Sa.

ACTIVE DAY

CLEAN EATING

So.

ACTIVE DAY

CLEAN EATING

FRÜHSTÜCK	MITTAGESSEN	ABENDESSEN	SNACKS

WORKOUT

WORKOUT

WORKOUT

WORKOUT

WORKOUT

WORKOUT

WORKOUT

Einkaufsliste

Mo.

ACTIVE DAY
CLEAN EATING

Di.

ACTIVE DAY
CLEAN EATING

Mi.

ACTIVE DAY
CLEAN EATING

Do.

ACTIVE DAY
CLEAN EATING

Fr.

ACTIVE DAY
CLEAN EATING

Sa.

ACTIVE DAY
CLEAN EATING

So.

ACTIVE DAY
CLEAN EATING

FRÜHSTÜCK	MITTAGESSEN	ABENDESSEN	SNACKS

WORKOUT

WORKOUT

WORKOUT

WORKOUT

WORKOUT

WORKOUT

WORKOUT

EINKAUFSLISTE

Mo.

ACTIVE DAY
CLEAN EATING

Di.

ACTIVE DAY
CLEAN EATING

Mi.

ACTIVE DAY
CLEAN EATING

Do.

ACTIVE DAY
CLEAN EATING

Fr.

ACTIVE DAY
CLEAN EATING

Sa.

ACTIVE DAY
CLEAN EATING

So.

ACTIVE DAY
CLEAN EATING

FRÜHSTÜCK	MITTAGESSEN	ABENDESSEN	SNACKS

WORKOUT

WORKOUT

WORKOUT

WORKOUT

WORKOUT

WORKOUT

WORKOUT

Einkaufsliste

Mo.

ACTIVE DAY
CLEAN EATING

Di.

ACTIVE DAY
CLEAN EATING

Mi.

ACTIVE DAY
CLEAN EATING

Do.

ACTIVE DAY
CLEAN EATING

Fr.

ACTIVE DAY
CLEAN EATING

Sa.

ACTIVE DAY
CLEAN EATING

So.

ACTIVE DAY
CLEAN EATING

20 Fitness-Snacks

unter 100 Kalorien

50 g Oliven	= 72 kcal
50 g Camembert (30 % Fett)	= 88 kcal
150 g Naturjoghurt (1,5 % Fett)	= 69 kcal
2 Paprikaschoten (geputzt, insg. 300 g)	= 60 kcal
1 hart gekochtes Ei (60 g)	= 92 kcal
1 Kohlrabi (300 g)	= 75 kcal
200 ml Buttermilch	= 72 kcal
3 Reiswaffeln	= 93 kcal
80 g Thunfisch im eigenen Saft	= 92 kcal
80 g geräuchertes Forellenfilet	= 96 kcal

1 Riegel (20 g) Zartbitterschokolade	= 99 kcal
150 g Kirschen	= 90 kcal
1 Cappuccino (200 ml, ungezuckert)	= 64 kcal
25 g getrocknete Feigen	= 71 kcal
2 Kiwis (insg. 160 g)	= 98 kcal
150 ml Vollmilch (3,5 % Fett)	= 96 kcal
200 g Wassermelone	= 76 kcal
3 Mandarinen (150 g)	= 75 kcal
130 g Weintrauben	= 92 kcal
250 g Erdbeeren	= 80 kcal

Meine Highlights

GEWICHT

BRUSTUMFANG

HÜFTUMFANG

TAILLENUMFANG

Meine größten Challenges

FRAG NICHT „WARUM?" FRAG „WARUM NICHT?"

So fühle ich mich

Drei Dinge, für die ich dankbar bin

1.

2.

3.

Meine nächsten Schritte

FRÜHSTÜCK	MITTAGESSEN	ABENDESSEN	SNACKS	
				WORKOUT
				WORKOUT
				WORKOUT
				WORKOUT
				WORKOUT
				WORKOUT
				WORKOUT

Einkaufsliste

Mo.

ACTIVE DAY

CLEAN EATING

Di.

ACTIVE DAY

CLEAN EATING

Mi.

ACTIVE DAY

CLEAN EATING

Do.

ACTIVE DAY

CLEAN EATING

Fr.

ACTIVE DAY

CLEAN EATING

Sa.

ACTIVE DAY

CLEAN EATING

So.

ACTIVE DAY

CLEAN EATING

FRÜHSTÜCK	MITTAGESSEN	ABENDESSEN	SNACKS	
				WORKOUT
				WORKOUT
				WORKOUT
				WORKOUT
				WORKOUT
				WORKOUT
				WORKOUT

Einkaufsliste

Mo.

ACTIVE DAY
CLEAN EATING

Di.

ACTIVE DAY
CLEAN EATING

Mi.

ACTIVE DAY
CLEAN EATING

Do.

ACTIVE DAY
CLEAN EATING

Fr.

ACTIVE DAY
CLEAN EATING

Sa.

ACTIVE DAY
CLEAN EATING

So.

ACTIVE DAY
CLEAN EATING

5 Ernährungsmythen

Fette Lebensmittel sind schlecht! Nach 18 Uhr essen geht gar nicht! Was gesunde Ernährung ausmacht, dazu gibt es viele Meinungen. Doch was davon stimmt und was ist Quatsch? Hier kläre ich dich auf.

1. Fettreiche Lebensmittel machen dick

Klar, Fette haben mehr Kalorien als Eiweiße und Kohlenhydrate.
Trotzdem sind sie für den Körper wichtig – wenn es die richtigen sind. Mehrfach ungesättigte Fettsäuren sind sogar lebenswichtig, denn der Körper kann sie nicht selbst herstellen. Ein Drittel des Energiebedarfs durch Fette zu decken ist gesund. Und solange du die Gesamtkalorien im Blick hast, helfen Öle, Nüsse, Samen und Avocados sogar beim Abnehmen.

2. Dünnsein ist gesünder

Fitsein sollte dein Ziel sein, nicht Dünnsein. Starkes Untergewicht ist genauso ungesund wie starkes Übergewicht. Ein gesunder Lebensstil mit viel Bewegung, ausreichend Schlaf und einer abwechslungsreichen frischen Ernährung ist viel gesünder als eine niedrige Zahl auf der Waage.

3. Wer abnehmen will, muss Kohlenhydrate meiden

Du kannst auch mit einer kohlenhydratbetonten Diät abnehmen. Was du meiden solltest, sind jedoch kurzkettige Kohlenhydrate aus Süßigkeiten, Weißmehlprodukten, gezuckerten Getränken oder Fertigprodukten. Wer Sport macht, braucht unbedingt Kohlenhydrate aus Obst und Vollkornprodukten.

4. Abends bitte nichts mehr essen

Nach 18 Uhr fasten soll die beste Diät sein. Aber stimmt das? Leider konnte das bislang keine Studie bestätigen. Vielmehr ist wichtig, wie viel du dich bewegst und wie deine Kalorienbilanz über den Tag verteilt aussieht. Ob du die Kalorien nun um 17 Uhr oder um 21 Uhr futterst, ist egal.

5. Zitronen enthalten am meisten Vitamin C

Sie sind zwar vitaminreich, aber Brokkoli enthält zum Beispiel mehr als doppelt so viel Vitamin C pro 100 Gramm als Zitronen. Auch Rosenkohl und Grünkohl sind wahre Vitamin-C-Bomben. Sogar die Kiwi schlägt die Zitrone. Übrigens: Roh profitierst du am meisten von den Vitaminen. Wie wäre es also mit einem Smoothie aus Grünkohl, Kiwi, Banane und Zitrone?

Auf ins Gym!

Finde dein passendes Fitnessstudio

Du suchst das ideale Gym für dich? Das ist bei dem großen Angebot nicht einfach. Darum solltest du dir genau Gedanken machen, was du möchtest und was du brauchst. Diese Fragen helfen dir dabei:

Was ist dir besonders wichtig?

Prios

- ein umfangreiches Kursprogramm
- ein großer Gerätepark
- ein Freihantelbereich nur für Frauen
- nicht viel bezahlen
- lange Öffnungszeiten
- Anleitung und eine gute Betreuung
- ein gutes Wellnessangebot
- eine kurze Anfahrt
- mehrere Studios im Vertrag
- Kinderbetreuung

Das solltest du checken!

Check

Vereinbare unbedingt ein Probetraining und achte auf folgende Dinge:

- Wie sind die Vertragsbedingungen?
- Gibt es Rabatte?
- Sind irgendwo versteckte Extrakosten?
- Wie ist die Ausbildung der Trainer?
- Wie voll ist es zu deiner Trainingszeit?
- Wie gut ist die Sauberkeit?
- Musst du dich zu Kursen vorher anmelden?
- Liegen dir die anderen Studiobesucher?

FRÜHSTÜCK	MITTAGESSEN	ABENDESSEN	SNACKS

WORKOUT W

WORKOUT O

WORKOUT R

WORKOUT K

WORKOUT O

WORKOUT U

WORKOUT T

Einkaufsliste

Mo.

ACTIVE DAY

CLEAN EATING

Di.

ACTIVE DAY

CLEAN EATING

Mi.

ACTIVE DAY

CLEAN EATING

Do.

ACTIVE DAY

CLEAN EATING

Fr.

ACTIVE DAY

CLEAN EATING

Sa.

ACTIVE DAY

CLEAN EATING

So.

ACTIVE DAY

CLEAN EATING

FRÜHSTÜCK	MITTAGESSEN	ABENDESSEN	SNACKS	
				WORKOUT W
				WORKOUT O
				WORKOUT R
				WORKOUT K
				WORKOUT O
				WORKOUT U
				WORKOUT T

Einkaufsliste

ERMINE | WOCHE VON BIS

Mo.

ACTIVE DAY

CLEAN EATING

Di.

ACTIVE DAY

CLEAN EATING

Mi.

ACTIVE DAY

CLEAN EATING

Do.

ACTIVE DAY

CLEAN EATING

Fr.

ACTIVE DAY

CLEAN EATING

Sa.

ACTIVE DAY

CLEAN EATING

So.

ACTIVE DAY

CLEAN EATING

SOPHIAS ENERGIE-BOOSTER

- 5 TIPPS FÜR MEHR POWER IM ALLTAG -

TIPP 1: SCHLAF DICH WACH

Dem einen reichen sechs Stunden, der andere braucht acht Stunden Schlaf. Finde heraus, wann du dich morgens am fittesten fühlst, und bedenke: Auch zu viel Schlaf kann schlapp machen! Doch nicht nur die Dauer muss stimmen, auch die Schlafqualität ist entscheidend.

- Ist dein Schlafzimmer kühl genug?
- Lässt sich der Raum gut abdunkeln?
- Sind wenige elektrische Geräte im Umfeld?
- Ist das Handy nachts aus oder im Flugmodus?
- Hast du ein Abendritual?
- Liegt die letzte große Mahlzeit mindestens drei Stunden zurück?

EXTRA HACK

Powernapping, ein kurzer Mittagsschlaf, lädt deine Batterien in 20 Minuten wieder auf. Hol dir eine App, die deinen Power-Nap unterstützt.

TIPP 2: TRINK DICH FIT

EXTRA HACK

Ich stehe auf „Infused Water", also selbst gemachtes Wasser mit natürlichem Obst-, Gemüse- oder Kräutergeschmack.

Es gilt: Trinke, bevor du Durst hast. Denn sonst leidet die Leistungsfähigkeit. Wichtig ist, wie viel du am Tag trinkst – etwa 1,5 bis 2 Liter, mit Sport mehr –, aber auch, dass du regelmäßig Wasser aufnimmst.

Eine Trink-App z.B. hilft dir dabei, dich zu erinnern, besonders unterwegs.

TIPP 3: ISS DICH SCHLAU

Für mentale Power braucht dein Gehirn DHA und EPA. Diese Omega-3-Fettsäuren stecken in fettem Seefisch wie Lachs, in Meeresalgen, Nüssen und Kernen bzw. in Leinöl und Krillöl.

Fischölkapseln können helfen, deine Brain-Performance und dein Training zu verbessern.

EXTRA HACK

„Bulletproof Coffee" ist der Trend-Booster am Morgen und besteht aus Kaffee, Butter und MCT-Öl.

TIPP 4: LAUF DICH FROH

EXTRA HACK

Keine Zeit? Lenke für ein bis zwei Minuten die Achtsamkeit auf deine Atmung und spüre nach, welchen Weg die Luft nimmt.

Ein Spaziergang von 20 bis 30 Minuten kann den Energietank wieder füllen. Allerdings zählt hier das richtige Mindset.

So geht's: Lenke deine Aufmerksamkeit nacheinander auf 5 Dinge, die du siehst, auf 5, die du hörst, und auf 5, die du spürst.

TIPP 5: RICHTE DICH AUF

Wenn du schlecht drauf bist, hängt dein Kopf, die Schultern gehen nach vorn, der Rücken ist krumm, die Muskeln sind schlapp.

Kehre das um: Richte dich bewusst auf, gehe stolz, hebe das Kinn, bringe die Schultern nach hinten, spüre die Spannung in Bauch und Körper.

EXTRA HACK

Wer regelmäßig trainiert, hat eine bessere Körperhaltung, die sich auch auf die Psyche auswirkt.

Meine Highlights

GEWICHT

BRUSTUMFANG

HÜFTUMFANG

TAILLENUMFANG

Meine größten Challenges

GET FIT
FOR LIFE.
NOT JUST FOR
SUMMER.

So fühle ich mich

Drei Dinge, für die ich dankbar bin

1.

2.

3.

Meine nächsten Schritte

FRÜHSTÜCK	MITTAGESSEN	ABENDESSEN	SNACKS

WORKOUT

WORKOUT

WORKOUT

WORKOUT

WORKOUT

WORKOUT

WORKOUT

EINKAUFSLISTE

Mo.

ACTIVE DAY

CLEAN EATING

Di.

ACTIVE DAY

CLEAN EATING

Mi.

ACTIVE DAY

CLEAN EATING

Do.

ACTIVE DAY

CLEAN EATING

Fr.

ACTIVE DAY

CLEAN EATING

Sa.

ACTIVE DAY

CLEAN EATING

So.

ACTIVE DAY

CLEAN EATING

FRÜHSTÜCK	MITTAGESSEN	ABENDESSEN	SNACKS	
				WORKOUT
				WORKOUT
				WORKOUT
				WORKOUT
				WORKOUT
				WORKOUT
				WORKOUT

W O R K O U T

Einkaufsliste

Mo.

ACTIVE DAY
CLEAN EATING

Di.

ACTIVE DAY
CLEAN EATING

Mi.

ACTIVE DAY
CLEAN EATING

Do.

ACTIVE DAY
CLEAN EATING

Fr.

ACTIVE DAY
CLEAN EATING

Sa.

ACTIVE DAY
CLEAN EATING

So.

ACTIVE DAY
CLEAN EATING

FRÜHSTÜCK	MITTAGESSEN	ABENDESSEN	SNACKS

WORKOUT

WORKOUT

WORKOUT

WORKOUT

WORKOUT

WORKOUT

WORKOUT

Einkaufsliste

Mo.

ACTIVE DAY
CLEAN EATING

Di.

ACTIVE DAY
CLEAN EATING

Mi.

ACTIVE DAY
CLEAN EATING

Do.

ACTIVE DAY
CLEAN EATING

Fr.

ACTIVE DAY
CLEAN EATING

Sa.

ACTIVE DAY
CLEAN EATING

So.

ACTIVE DAY
CLEAN EATING

FRÜHSTÜCK	MITTAGESSEN	ABENDESSEN	SNACKS

WORKOUT W

WORKOUT O

WORKOUT R

WORKOUT K

WORKOUT O

WORKOUT U

WORKOUT T

Einkaufsliste

ERMINE | WOCHE VON BIS

Mo.

ACTIVE DAY
CLEAN EATING

Di.

ACTIVE DAY
CLEAN EATING

Mi.

ACTIVE DAY
CLEAN EATING

Do.

ACTIVE DAY
CLEAN EATING

Fr.

ACTIVE DAY
CLEAN EATING

Sa.

ACTIVE DAY
CLEAN EATING

So.

ACTIVE DAY
CLEAN EATING

WENIGER IST MEHR

Die perfekte Trainingszeit:
20 bis 60 Minuten, je nach Methode und Trainingsstand, dafür regelmäßig.

IMMER ERST VORGLÜHEN

Das perfekte Warm-up:
Alle Muskelgruppen, Herz und Kreislauf mobilisieren (5–10 Minuten).

KLARE REGELN, BITTE!

Das perfekte Krafttraining:
Braucht einen Trainingsplan, der sich an deinen Fortschritt anpasst, mit Sätzen, Wiederholungen und Pausenzeiten.

ERST KRAFT, DANN AUSDAUER

Die perfekte Reihenfolge:
Da Kraftübungen koordinativ anspruchsvoll sind und du dafür frisch sein musst.

GEH AN DEINE GRENZEN!

Die perfekte Intensität:
Wenn du kaum noch eine Wiederholung am Ende des Satzes schaffst.

JETZT NOCH AUSDAUER!

Das perfekte Cardiotraining:
Fördert Fettverbrennung und Regeneration,
20 (hohe Intensität) bis 60 (niedrige Intensität) Minuten.

ZUR RUHE KOMMEN

Das perfekte Cool-down:
Herz-Kreislauf-Aktivität wird runtergefahren, die Muskeln können sich regenerieren – bitte nur leichtes Stretching (5–10 Minuten).

Meine Highlights

GEWICHT

BRUSTUMFANG

HÜFTUMFANG

TAILLENUMFANG

Meine größten Challenges

KLEINE SCHRITTE SIND BESSER ALS KEINE SCHRITTE.

So fühle ich mich

Drei Dinge, für die ich dankbar bin

1.

2.

3.

Meine nächsten Schritte

FRÜHSTÜCK	MITTAGESSEN	ABENDESSEN	SNACKS

WORKOUT

WORKOUT

WORKOUT

WORKOUT

WORKOUT

WORKOUT

WORKOUT

EINKAUFSLISTE

Mo.

ACTIVE DAY

CLEAN EATING

Di.

ACTIVE DAY

CLEAN EATING

Mi.

ACTIVE DAY

CLEAN EATING

Do.

ACTIVE DAY

CLEAN EATING

Fr.

ACTIVE DAY

CLEAN EATING

Sa.

ACTIVE DAY

CLEAN EATING

So.

ACTIVE DAY

CLEAN EATING

FRÜHSTÜCK	MITTAGESSEN	ABENDESSEN	SNACKS

WORKOUT

WORKOUT

WORKOUT

WORKOUT

WORKOUT

WORKOUT

WORKOUT

Einkaufsliste

Mo.

ACTIVE DAY
CLEAN EATING

Di.

ACTIVE DAY
CLEAN EATING

Mi.

ACTIVE DAY
CLEAN EATING

Do.

ACTIVE DAY
CLEAN EATING

Fr.

ACTIVE DAY
CLEAN EATING

Sa.

ACTIVE DAY
CLEAN EATING

So.

ACTIVE DAY
CLEAN EATING

FRÜHSTÜCK	MITTAGESSEN	ABENDESSEN	SNACKS

WORKOUT

WORKOUT

WORKOUT

WORKOUT

WORKOUT

WORKOUT

WORKOUT

Einkaufsliste

Mo.

ACTIVE DAY

CLEAN EATING

Di.

ACTIVE DAY

CLEAN EATING

Mi.

ACTIVE DAY

CLEAN EATING

Do.

ACTIVE DAY

CLEAN EATING

Fr.

ACTIVE DAY

CLEAN EATING

Sa.

ACTIVE DAY

CLEAN EATING

So.

ACTIVE DAY

CLEAN EATING

FRÜHSTÜCK	MITTAGESSEN	ABENDESSEN	SNACKS

WORKOUT

WORKOUT

WORKOUT

WORKOUT

WORKOUT

WORKOUT

WORKOUT

WORKOUT

Einkaufsliste

ERMINE | WOCHE VON BIS

Mo.

ACTIVE DAY
CLEAN EATING

Di.

ACTIVE DAY
CLEAN EATING

Mi.

ACTIVE DAY
CLEAN EATING

Do.

ACTIVE DAY
CLEAN EATING

Fr.

ACTIVE DAY
CLEAN EATING

Sa.

ACTIVE DAY
CLEAN EATING

So.

ACTIVE DAY
CLEAN EATING

Der Abend davor

- Mache eine To-do-Liste für den nächsten Tag.
- Bereite dein Frühstück vor.
- Lege dir deine Sachen zum Anziehen raus.
- Platziere den Wecker so, dass du morgens aufstehen musst!

Deine Morgenroutine

- Ein großes Glas Wasser trinken.
- Licht reinlassen/anmachen und Fenster öffnen.
- Eine kleine Sache erledigen (z.B. Hund oder Katze füttern, Musik anmachen)
- Körperpflege

Es gibt viele Wege, den Tag zu begrüßen. Für mehr Motivation, Energie und Achtsamkeit braucht es jedoch Strategien, die zu deinem Leben passen. Sie müssen dich unterstützen und du musst sie lieb gewinnen, damit sie zur Routine werden.

So geht's: Es gibt ein paar allgemeine Tipps, die sich in der Praxis bewährt haben und auch zu Sophias Routine gehören. Den Rest stellst du dir aus den Vorschlägen unten individuell zusammen.

Individuell

Aus den folgenden vier Kategorien wählst du dir jeweils mind. eine Option aus. Plane für deine Morgenroutine insgesamt ca. 30 bis 60 Minuten ein.

1. Bewegung

- Fitness
- Yoga
- Laufen
- andere Wahl

2. Essen & Trinken

- Lieblingsgetränk
- gesundes Frühstück
- Shake, Smoothie
- andere Wahl

3. Mindset

- Meditation
- Affirmation
- Achtsamkeitsübungen
- andere Wahl

4. Fokus

- Podcast hören
- lernen, lesen
- Tag planen, Mails beantworten
- Dankbarkeitsliste
- andere Wahl

Meine Highlights

Meine größten Challenges

So fühle ich mich

Meine nächsten Schritte

GEWICHT

BRUSTUMFANG

HÜFTUMFANG

TAILLENUMFANG

LIFE IS
TOUGH
AND
SO ARE
YOU.

Drei Dinge, für die ich dankbar bin

1.

2.

3.

FRÜHSTÜCK	MITTAGESSEN	ABENDESSEN	SNACKS	
				WORKOUT
				WORKOUT
				WORKOUT
				WORKOUT
				WORKOUT
				WORKOUT
				WORKOUT

WORKOUT

Einkaufsliste

Mo.

ACTIVE DAY
CLEAN EATING

Di.

ACTIVE DAY
CLEAN EATING

Mi.

ACTIVE DAY
CLEAN EATING

Do.

ACTIVE DAY
CLEAN EATING

Fr.

ACTIVE DAY
CLEAN EATING

Sa.

ACTIVE DAY
CLEAN EATING

So.

ACTIVE DAY
CLEAN EATING

FRÜHSTÜCK	MITTAGESSEN	ABENDESSEN	SNACKS

WORKOUT W

WORKOUT O

WORKOUT R

WORKOUT K

WORKOUT O

WORKOUT U

WORKOUT T

Einkaufsliste

Mo.

ACTIVE DAY
CLEAN EATING

Di.

ACTIVE DAY
CLEAN EATING

Mi.

ACTIVE DAY
CLEAN EATING

Do.

ACTIVE DAY
CLEAN EATING

Fr.

ACTIVE DAY
CLEAN EATING

Sa.

ACTIVE DAY
CLEAN EATING

So.

ACTIVE DAY
CLEAN EATING

FRÜHSTÜCK	MITTAGESSEN	ABENDESSEN	SNACKS	
				WORKOUT W
				WORKOUT O
				WORKOUT R
				WORKOUT K
				WORKOUT O
				WORKOUT U
				WORKOUT T

Einkaufsliste

Mo.

ACTIVE DAY
CLEAN EATING

Di.

ACTIVE DAY
CLEAN EATING

Mi.

ACTIVE DAY
CLEAN EATING

Do.

ACTIVE DAY
CLEAN EATING

Fr.

ACTIVE DAY
CLEAN EATING

Sa.

ACTIVE DAY
CLEAN EATING

So.

ACTIVE DAY
CLEAN EATING

FRÜHSTÜCK	MITTAGESSEN	ABENDESSEN	SNACKS	
				WORKOUT
				WORKOUT
				WORKOUT
				WORKOUT
				WORKOUT
				WORKOUT
				WORKOUT

Einkaufsliste

Mo.

ACTIVE DAY

CLEAN EATING

Di.

ACTIVE DAY

CLEAN EATING

Mi.

ACTIVE DAY

CLEAN EATING

Do.

ACTIVE DAY

CLEAN EATING

Fr.

ACTIVE DAY

CLEAN EATING

Sa.

ACTIVE DAY

CLEAN EATING

So.

ACTIVE DAY

CLEAN EATING

Exotische Lebensmittel müssen nicht immer sein. Lange Transportwege machen sie zum Klimakiller. Greife deshalb lieber häufiger auf heimische Alternativen zurück, die um die Ecke wachsen. Denn auch wir haben wahre Superfoods mit hoher Nährstoffdichte.

Açaí Beeren

Herkunft: Süd- und Nordamerika
Superinhalt: hoher Anteil an ein- und mehrfach ungesättigten Fettsäuren, jede Menge Antioxidantien und Vitamine
Regionale Alternative: Heidelbeere
Vorteile: auch tiefgekühlt das ganze Jahr erhältlich, Vitamin C und E, entzündungshemmende Anthocyane, wie die Açaíbeere super zum Abnehmen und fürs Immunsystem

Chia Samen

Herkunft: Bolivien, Chile, China, Mexiko, Australien
Superinhalt: viel Calcium, Proteine und Omega-3-Fettsäuren
Regionale Alternative: Leinsamen
Vorteile: günstiger, reich an Proteinen und Omega-3-Fettsäuren, dazu reichlich Ballaststoffe für die Verdauung

Quinoa

Herkunft: Peru, Bolivien, Ecuador
Superinhalt: reichlich Proteine, alle neun essenziellen Aminosäuren, basisch, glutenfrei
Regionale Alternative: Hirse
Vorteile: ebenfalls glutenfrei, viel Eisen, Silizium, gut für Haut, Haare und Nägel, Magnesium für die Muskeln

Goji Beeren

Herkunft: China
Superinhalt: viele sekundäre Pflanzenstoffe und Vitamin C
Regionale Alternative: Johannisbeeren
Vorteile: reich an Vitamin C, frisch zu haben, preiswerter, viel Kalium, Eisen, Ballaststoffe und Anthocyane, die die Zellen schützen

Granatapfel

Herkunft: Orient, Mittelmeerraum
Superinhalt: 20 verschiedene Polyphenole, also sekundäre Pflanzenstoffe, reichlich Vitamine und Mineralien, hält den Blutzuckerspiegel stabil und ist figurfreundlich
Regionale Alternative: Himbeeren
Vorteile: voller Kalium, Phosphor, Eisen, Magnesium und sekundärer Pflanzenstoffe, reichlich Ballaststoffe, weniger Kalorien als der Granatapfel

Matcha Tee

Herkunft: China, Japan
Superinhalt: gesunder Kaffeeersatz, hoch konzentriert, Aminosäure L-Theanin wirkt entspannend
Regionale Alternativen: Kamillentee wirkt beruhigend, Löwenzahn- und Hagebuttentee fördern die Verdauung, Hagedorntee senkt den Blutdruck

Meine Highlights

Meine größten Challenges

So fühle ich mich

Meine nächsten Schritte

GEWICHT

BRUSTUMFANG

HÜFTUMFANG

TAILLENUMFANG

ICH
SCHWITZE
NICHT.
DAS IST
GLITZER

Drei Dinge, für die ich dankbar bin

1.

2.

3.

FRÜHSTÜCK	MITTAGESSEN	ABENDESSEN	SNACKS

WORKOUT

W

WORKOUT

O

WORKOUT

R

WORKOUT

K

WORKOUT

O

WORKOUT

U

WORKOUT

T

Einkaufsliste

Mo.

ACTIVE DAY
CLEAN EATING

Di.

ACTIVE DAY
CLEAN EATING

Mi.

ACTIVE DAY
CLEAN EATING

Do.

ACTIVE DAY
CLEAN EATING

Fr.

ACTIVE DAY
CLEAN EATING

Sa.

ACTIVE DAY
CLEAN EATING

So.

ACTIVE DAY
CLEAN EATING

FRÜHSTÜCK	MITTAGESSEN	ABENDESSEN	SNACKS	
				WORKOUT W
				WORKOUT O
				WORKOUT R
				WORKOUT K
				WORKOUT O
				WORKOUT U
				WORKOUT T

Einkaufsliste

Mo.

ACTIVE DAY
CLEAN EATING

Di.

ACTIVE DAY
CLEAN EATING

Mi.

ACTIVE DAY
CLEAN EATING

Do.

ACTIVE DAY
CLEAN EATING

Fr.

ACTIVE DAY
CLEAN EATING

Sa.

ACTIVE DAY
CLEAN EATING

So.

ACTIVE DAY
CLEAN EATING

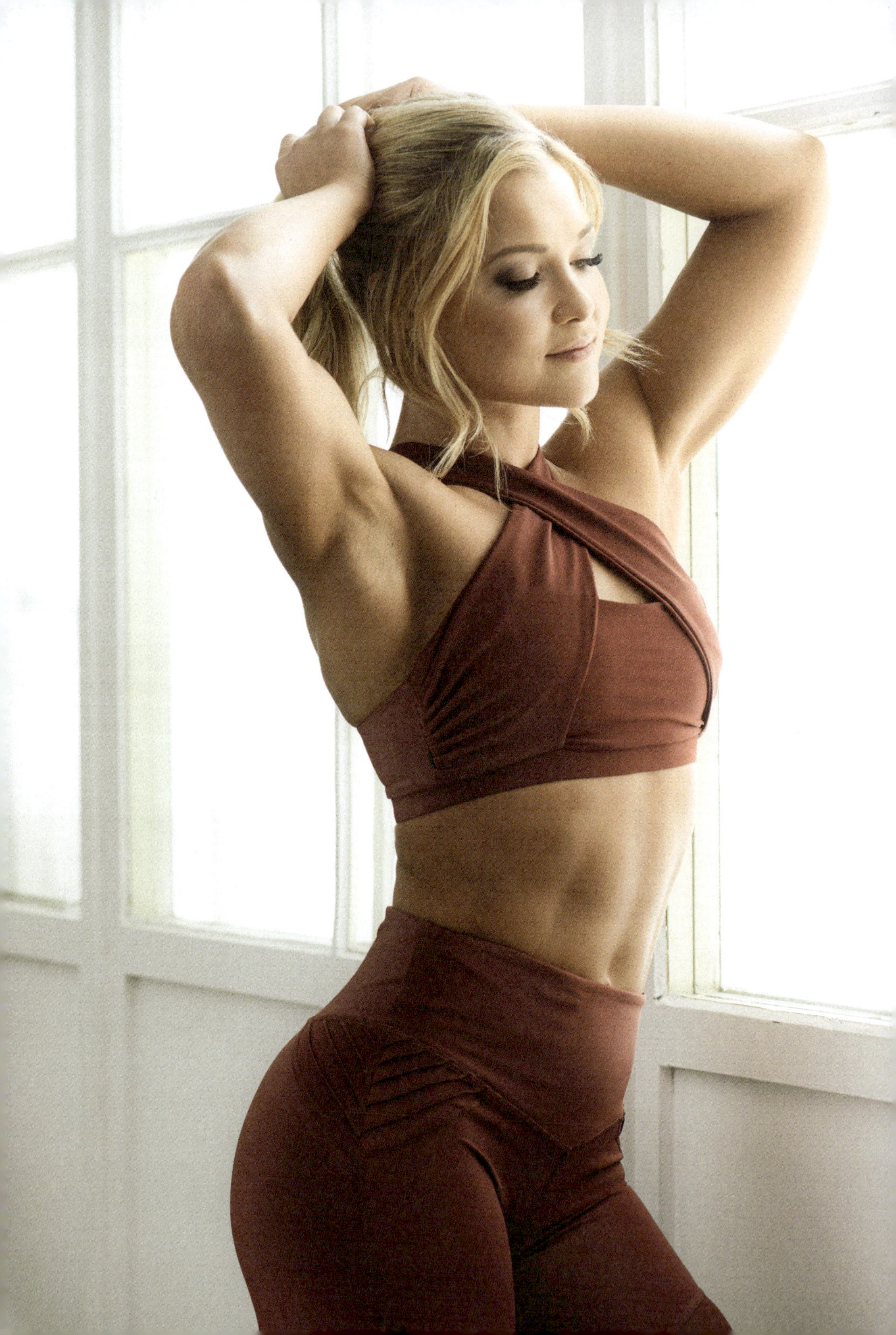

Deine Aufgabe

ür mehr Selbstvertrauen, Selbstakzeptanz und elbstliebe darfst du dich heute selbst würdigen. chreibe dir einen Brief, in dem du Dankbarkeit für eine Stärken und Vorzüge ausdrückst. Notiere darin lles, worauf du stolz bist und was du an dir toll findest. ue so, als wärest du selbst eine gute Freundin, die dir anken möchte:

- für positive Charakterzüge
- Fähigkeiten und Fertigkeiten
- Erfolge, auf die du stolz bist
- gemeisterte Situationen, überstandene Phasen
- auch Macken und Probleme, die zu dir gehören

Wichtig: Schreibe den Brief an einem Tag, an dem du gut drauf bist!

Du kannst den Brief auch nach und nach über Tage oder Wochen vervollständigen und ihn am Ende ins Reine schreiben – per Hand oder ausdrucken. An Tagen, an denen du traurig bist oder an dir zweifelst, kannst du ihn dann lesen und wirst dich gleich besser fühlen. Versprochen!

FRÜHSTÜCK	MITTAGESSEN	ABENDESSEN	SNACKS

WORKOUT W

WORKOUT O

WORKOUT R

WORKOUT K

WORKOUT O

WORKOUT U

WORKOUT T

Einkaufsliste

Mo.

ACTIVE DAY
CLEAN EATING

Di.

ACTIVE DAY
CLEAN EATING

Mi.

ACTIVE DAY
CLEAN EATING

Do.

ACTIVE DAY
CLEAN EATING

Fr.

ACTIVE DAY
CLEAN EATING

Sa.

ACTIVE DAY
CLEAN EATING

So.

ACTIVE DAY
CLEAN EATING

FRÜHSTÜCK	MITTAGESSEN	ABENDESSEN	SNACKS

WORKOUT

WORKOUT

WORKOUT

WORKOUT

WORKOUT

WORKOUT

WORKOUT

Einkaufsliste

Mo.

ACTIVE DAY
CLEAN EATING

Di.

ACTIVE DAY
CLEAN EATING

Mi.

ACTIVE DAY
CLEAN EATING

Do.

ACTIVE DAY
CLEAN EATING

Fr.

ACTIVE DAY
CLEAN EATING

Sa.

ACTIVE DAY
CLEAN EATING

So.

ACTIVE DAY
CLEAN EATING

DU BRAUCHST EINFACHE STRATEGIEN, UM STRESS ABZUBAUEN? DANN SETZE AUF „GUTE" PAUSEN – DAS HEISST OHNE HANDY, LAPTOP ODER FERNSEHER. DIESE 10 AUSZEITEN HELFEN MIR, WENN ES MAL WIEDER ZU VIEL WIRD:

1. Koche mit Liebe: Wenn du dich voll und ganz der Zubereitung deines Essens widmest, kannst du beim Mealprepping prima abschalten.

2. Gehe spazieren: Nutze die Mittagspause oder den Weg zur oder von der Arbeit für einen Achtsamkeits-Walk oder laufe 20 Minuten in der Natur.

3. Entwickle Morgenroutinen: Ein kurzes Sportprogramm, Yoga oder Mind-Übungen fokussieren dich vor dem ersten Griff zum Handy.

4. Mache Atemübungen: Pranayama, also Atemtechniken aus dem Yoga, führen Körper und Geist wieder zusammen.

5. Genieße Mahlzeiten: Nutze deine Essenspausen, um dich zu spüren, für Dankbarkeit und ohne Ablenkungen oder Arbeit.

6. Pflege Pflanzen: Ob auf dem Balkon, im Garten oder in der Wohnung – widme dich mit Aufmerksamkeit deinen grünen Freunden.

7. Lerne etwas: Das kann eine neue Sprache sein, jonglieren oder ein Gedicht, Hauptsache, du bist mit Spaß und Konzentration dabei.

8. Sitze in der Sonne: Schließe die Augen, spüre dich und deinen Körper und lass die positive Kraft der Sonne auf dich wirken.

9. Sei kreativ: Handarbeiten, zeichnen, basteln, etwas schreiben, erfinden oder Musik machen setzt neue Kräfte in dir frei.

10. Mache Abendroutinen: Gehe gedanklich durch den Tag und schaue dir besonders die schönen Dinge an, die du erlebt hast.

Meine Highlights

GEWICHT

BRUSTUMFANG

HÜFTUMFANG

TAILLENUMFANG

Meine größten Challenges

ES WIRD
NICHT
LEICHTER.
DU WIRST
STÄRKER.

So fühle ich mich

Drei Dinge, für die ich dankbar bin

1.

2.

3.

Meine nächsten Schritte

FRÜHSTÜCK	MITTAGESSEN	ABENDESSEN	SNACKS	
				WORKOUT
				WORKOUT
				WORKOUT
				WORKOUT
				WORKOUT
				WORKOUT
				WORKOUT

EINKAUFSLISTE

Mo.

ACTIVE DAY
CLEAN EATING

Di.

ACTIVE DAY
CLEAN EATING

Mi.

ACTIVE DAY
CLEAN EATING

Do.

ACTIVE DAY
CLEAN EATING

Fr.

ACTIVE DAY
CLEAN EATING

Sa.

ACTIVE DAY
CLEAN EATING

So.

ACTIVE DAY
CLEAN EATING

FRÜHSTÜCK	MITTAGESSEN	ABENDESSEN	SNACKS

WORKOUT W

WORKOUT O

WORKOUT R

WORKOUT K

WORKOUT O

WORKOUT U

WORKOUT T

Einkaufsliste

Mo.

ACTIVE DAY
CLEAN EATING

Di.

ACTIVE DAY
CLEAN EATING

Mi.

ACTIVE DAY
CLEAN EATING

Do.

ACTIVE DAY
CLEAN EATING

Fr.

ACTIVE DAY
CLEAN EATING

Sa.

ACTIVE DAY
CLEAN EATING

So.

ACTIVE DAY
CLEAN EATING

FRÜHSTÜCK	MITTAGESSEN	ABENDESSEN	SNACKS	
				WORKOUT
				WORKOUT
				WORKOUT
				WORKOUT
				WORKOUT
				WORKOUT
				WORKOUT

EINKAUFSLISTE

Mo.

ACTIVE DAY
CLEAN EATING

Di.

ACTIVE DAY
CLEAN EATING

Mi.

ACTIVE DAY
CLEAN EATING

Do.

ACTIVE DAY
CLEAN EATING

Fr.

ACTIVE DAY
CLEAN EATING

Sa.

ACTIVE DAY
CLEAN EATING

So.

ACTIVE DAY
CLEAN EATING

FRÜHSTÜCK	MITTAGESSEN	ABENDESSEN	SNACKS

WORKOUT

WORKOUT

WORKOUT

WORKOUT

WORKOUT

WORKOUT

WORKOUT

Einkaufsliste

Mo.

ACTIVE DAY
CLEAN EATING

Di.

ACTIVE DAY
CLEAN EATING

Mi.

ACTIVE DAY
CLEAN EATING

Do.

ACTIVE DAY
CLEAN EATING

Fr.

ACTIVE DAY
CLEAN EATING

Sa.

ACTIVE DAY
CLEAN EATING

So.

ACTIVE DAY
CLEAN EATING

5 HACKS FÜR EINE - SCHNELLE REGENERATION -

HACK 1

SINNVOLL TRAINIEREN

Plane Ruhetage ein oder trainiere nach einem Split-Plan, also nach Muskelgruppen unterteilt.

HACK 2

RICHTIG ERNÄHREN

Ein Post-Workout-Shake nach dem Training mit einer Mischung aus Eiweiß und Kohlenhydraten ist ideal.

HACK 3

VIEL TRINKEN

Wasser fördert die Regeneration, Alkohol und zuckerhaltige Getränke hingegen bremsen sie.

HACK 4

WÄRME NUTZEN

Saunieren, heiß duschen oder ein warmes Bad nehmen hilft. Aber auch Kälte, ein Eisbad oder Wechselduschen dienen der Erholung.

HACK 5

GEISTIG ABSCHALTEN

Auch deine Psyche muss regenerieren, etwa durch Yoga, Meditation oder ein gutes Buch.

Meine Highlights

Meine größten Challenges

So fühle ich mich

Meine nächsten Schritte

GEWICHT

BRUSTUMFANG

HÜFTUMFANG

TAILLENUMFANG

ERINNERE DICH IMMER DARAN, *WARUM* DU ANGEFANGEN HAST.

Drei Dinge, für die ich dankbar bin

1.

2.

3.

FRÜHSTÜCK	MITTAGESSEN	ABENDESSEN	SNACKS

WORKOUT W

WORKOUT O

WORKOUT R

WORKOUT K

WORKOUT O

WORKOUT U

WORKOUT T

Einkaufsliste

ERMINE | WOCHE VON BIS

Mo.

ACTIVE DAY

CLEAN EATING

Di.

ACTIVE DAY

CLEAN EATING

Mi.

ACTIVE DAY

CLEAN EATING

Do.

ACTIVE DAY

CLEAN EATING

Fr.

ACTIVE DAY

CLEAN EATING

Sa.

ACTIVE DAY

CLEAN EATING

So.

ACTIVE DAY

CLEAN EATING

FRÜHSTÜCK	MITTAGESSEN	ABENDESSEN	SNACKS

WORKOUT

W

WORKOUT

O

WORKOUT

R

WORKOUT

K

WORKOUT

O

WORKOUT

U

WORKOUT

T

Einkaufsliste

Mo.

ACTIVE DAY
CLEAN EATING

Di.

ACTIVE DAY
CLEAN EATING

Mi.

ACTIVE DAY
CLEAN EATING

Do.

ACTIVE DAY
CLEAN EATING

Fr.

ACTIVE DAY
CLEAN EATING

Sa.

ACTIVE DAY
CLEAN EATING

So.

ACTIVE DAY
CLEAN EATING

FRÜHSTÜCK	MITTAGESSEN	ABENDESSEN	SNACKS	
				WORKOUT
				WORKOUT
				WORKOUT
				WORKOUT
				WORKOUT
				WORKOUT
				WORKOUT

Einkaufsliste

Mo.

ACTIVE DAY

CLEAN EATING

Di.

ACTIVE DAY

CLEAN EATING

Mi.

ACTIVE DAY

CLEAN EATING

Do.

ACTIVE DAY

CLEAN EATING

Fr.

ACTIVE DAY

CLEAN EATING

Sa.

ACTIVE DAY

CLEAN EATING

So.

ACTIVE DAY

CLEAN EATING

FRÜHSTÜCK	MITTAGESSEN	ABENDESSEN	SNACKS

WORKOUT W

WORKOUT O

WORKOUT R

WORKOUT K

WORKOUT O

WORKOUT U

WORKOUT T

Einkaufsliste

Mo.

ACTIVE DAY

CLEAN EATING

Di.

ACTIVE DAY

CLEAN EATING

Mi.

ACTIVE DAY

CLEAN EATING

Do.

ACTIVE DAY

CLEAN EATING

Fr.

ACTIVE DAY

CLEAN EATING

Sa.

ACTIVE DAY

CLEAN EATING

So.

ACTIVE DAY

CLEAN EATING

SO GEHT'S

Zutaten aufzeichnen, Nährstoffe analysieren und Aktivitäten erfassen: Ein Ernährungstagebuch zu führen hilft dir dabei, deine Gewohnheiten zu verstehen, und verbessert deine Erfolgschancen. So trackst du deine Kalorien richtig:

Du musst zunächst deinen täglichen Kalorienverbrauch kennen und wissen, wie die optimale Verteilung der Makronährstoffe aussehen soll.

Berechne deinen Grundumsatz aus Geschlecht, Alter, Größe und Gewicht plus deinen Arbeitsumsatz mit einem Activity-Tracker, um einen genauen Kalorienverbrauch zu berechnen.

Du möchtest abnehmen? Denk dran: Bei einer zu geringen Energiezufuhr am Tag schaltet dein Körper in den Hungerstoffwechsel. Also übertreibe es nicht!

Es zählt Genauigkeit, tracke auch deine Snacks oder den Schluck Milch im Kaffee: Sonst wunderst du dich, warum du nicht erfolgreich bist.

Gekochte Lebensmittel, z. B. Nudeln, haben eine andere Energiedichte als rohe: Tracke hier die richtige Menge.

Bedenke die Art der Zubereitung: Wurde das Rührei im Restaurant mit viel Öl zubereitet? Frag einfach nach.

Und vergiss nicht, kalorienhaltige Getränke zu tracken: den Saft, den Cappuccino oder die Schorle.

Die 4 besten Kalorien-Tracker

MYFITNESSPAL – Sophias Tipp

NOOM

LIFESUM

YAZIO

Meine Highlights

GEWICHT

BRUSTUMFANG

HÜFTUMFANG

TAILLENUMFANG

Meine größten Challenges

WENN DIR ETWAS WICHTIG IST, GIBT ES KEIN ABER.

So fühle ich mich

Drei Dinge, für die ich dankbar bin

1.

2.

3.

Meine nächsten Schritte

FRÜHSTÜCK	MITTAGESSEN	ABENDESSEN	SNACKS	
				WORKOUT
				WORKOUT
				WORKOUT
				WORKOUT
				WORKOUT
				WORKOUT
				WORKOUT

Einkaufsliste

Mo.

ACTIVE DAY

CLEAN EATING

Di.

ACTIVE DAY

CLEAN EATING

Mi.

ACTIVE DAY

CLEAN EATING

Do.

ACTIVE DAY

CLEAN EATING

Fr.

ACTIVE DAY

CLEAN EATING

Sa.

ACTIVE DAY

CLEAN EATING

So.

ACTIVE DAY

CLEAN EATING

FRÜHSTÜCK	MITTAGESSEN	ABENDESSEN	SNACKS

WORKOUT W

WORKOUT O

WORKOUT R

WORKOUT K

WORKOUT O

WORKOUT U

WORKOUT T

Einkaufsliste

Mo.

ACTIVE DAY
CLEAN EATING

Di.

ACTIVE DAY
CLEAN EATING

Mi.

ACTIVE DAY
CLEAN EATING

Do.

ACTIVE DAY
CLEAN EATING

Fr.

ACTIVE DAY
CLEAN EATING

Sa.

ACTIVE DAY
CLEAN EATING

So.

ACTIVE DAY
CLEAN EATING

FRÜHSTÜCK	MITTAGESSEN	ABENDESSEN	SNACKS

WORKOUT

WORKOUT

WORKOUT

WORKOUT

WORKOUT

WORKOUT

WORKOUT

Einkaufsliste

Mo.

ACTIVE DAY
CLEAN EATING

Di.

ACTIVE DAY
CLEAN EATING

Mi.

ACTIVE DAY
CLEAN EATING

Do.

ACTIVE DAY
CLEAN EATING

Fr.

ACTIVE DAY
CLEAN EATING

Sa.

ACTIVE DAY
CLEAN EATING

So.

ACTIVE DAY
CLEAN EATING

FRÜHSTÜCK	MITTAGESSEN	ABENDESSEN	SNACKS	
				WORKOUT
				WORKOUT
				WORKOUT
				WORKOUT
				WORKOUT
				WORKOUT
				WORKOUT

Einkaufsliste

Mo.

ACTIVE DAY
CLEAN EATING

Di.

ACTIVE DAY
CLEAN EATING

Mi.

ACTIVE DAY
CLEAN EATING

Do.

ACTIVE DAY
CLEAN EATING

Fr.

ACTIVE DAY
CLEAN EATING

Sa.

ACTIVE DAY
CLEAN EATING

So.

ACTIVE DAY
CLEAN EATING

SO GEHT'S

Mit dieser Kreativtechnik kommst du deinem Ziel näher, machst es konkret und findest Lösungsansätze.

1. **Nimm ein Blatt im Querformat.**
2. **Schreibe dein Ziel in die Mitte.**
3. **Notiere drum herum alles, was zur Erreichung deines Ziels wichtig ist.**
4. **Sei kreativ, nutze Farben und Symbole, gib dir Zeit.**
5. **Was machst du bereits? Woran willst du noch arbeiten? Nimm dir einen Punkt raus, und entwickle dafür eine eigene Mindmap. Dann geht es an die Umsetzung in der Praxis. Wichtig: nicht alles gleichzeitig, sondern Schritt für Schritt!**

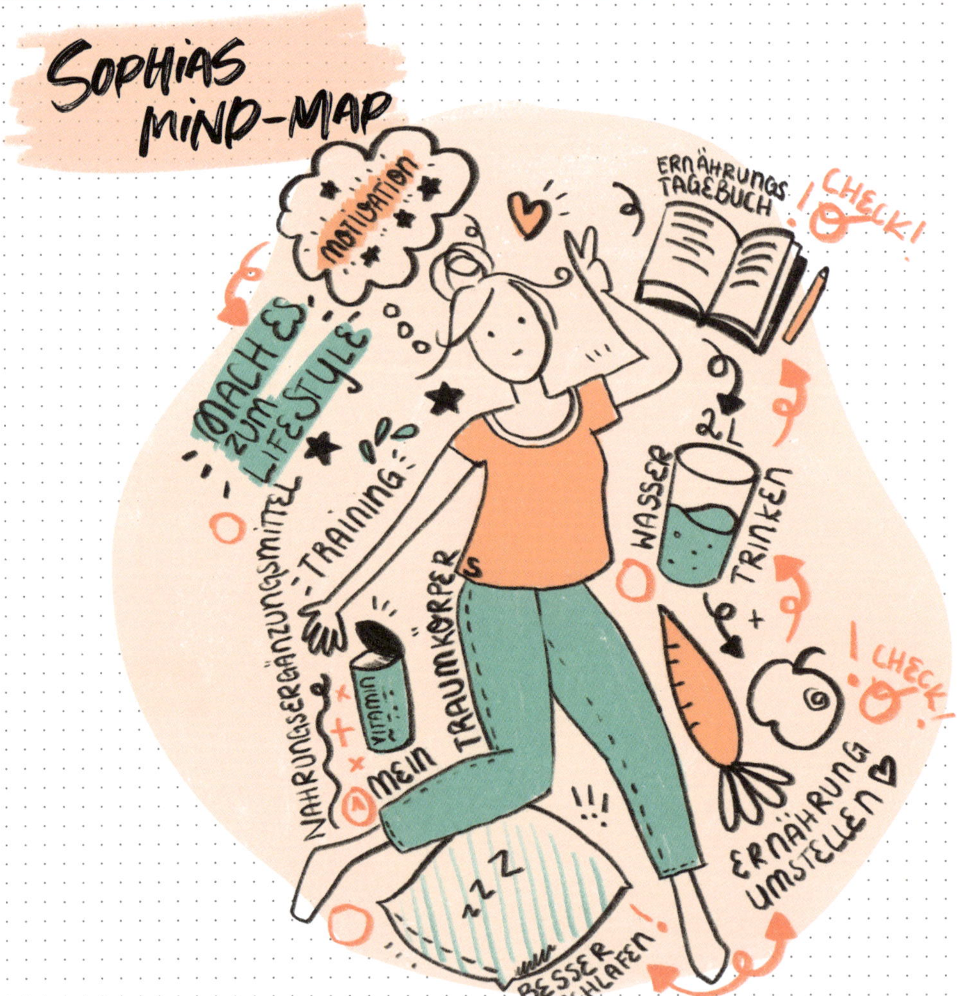

Meine Highlights

GEWICHT

BRUSTUMFANG

HÜFTUMFANG

TAILLENUMFANG

Meine größten Challenges

IF IT DOESN'T
CHALLENGE YOU

IT DOESN'T
CHANGE YOU.

So fühle ich mich

Drei Dinge, für die ich dankbar bin

1.

2.

3.

Meine nächsten Schritte

FRÜHSTÜCK	MITTAGESSEN	ABENDESSEN	SNACKS	
				WORKOUT
				WORKOUT
				WORKOUT
				WORKOUT
				WORKOUT
				WORKOUT
				WORKOUT

WORKOUT

Einkaufsliste

Mo.

ACTIVE DAY
CLEAN EATING

Di.

ACTIVE DAY
CLEAN EATING

Mi.

ACTIVE DAY
CLEAN EATING

Do.

ACTIVE DAY
CLEAN EATING

Fr.

ACTIVE DAY
CLEAN EATING

Sa.

ACTIVE DAY
CLEAN EATING

So.

ACTIVE DAY
CLEAN EATING

FRÜHSTÜCK	MITTAGESSEN	ABENDESSEN	SNACKS

WORKOUT

WORKOUT

WORKOUT

WORKOUT

WORKOUT

WORKOUT

WORKOUT

Einkaufsliste

Mo.

ACTIVE DAY
CLEAN EATING

Di.

ACTIVE DAY
CLEAN EATING

Mi.

ACTIVE DAY
CLEAN EATING

Do.

ACTIVE DAY
CLEAN EATING

Fr.

ACTIVE DAY
CLEAN EATING

Sa.

ACTIVE DAY
CLEAN EATING

So.

ACTIVE DAY
CLEAN EATING

FRÜHSTÜCK	MITTAGESSEN	ABENDESSEN	SNACKS

WORKOUT W

WORKOUT O

WORKOUT R

WORKOUT K

WORKOUT O

WORKOUT U

WORKOUT T

Einkaufsliste

Mo.

ACTIVE DAY

CLEAN EATING

Di.

ACTIVE DAY

CLEAN EATING

Mi.

ACTIVE DAY

CLEAN EATING

Do.

ACTIVE DAY

CLEAN EATING

Fr.

ACTIVE DAY

CLEAN EATING

Sa.

ACTIVE DAY

CLEAN EATING

So.

ACTIVE DAY

CLEAN EATING

FRÜHSTÜCK	MITTAGESSEN	ABENDESSEN	SNACKS

WORKOUT

WORKOUT

WORKOUT

WORKOUT

WORKOUT

WORKOUT

WORKOUT

W O R K O U T

EINKAUFSLISTE

Mo.

ACTIVE DAY
CLEAN EATING

Di.

ACTIVE DAY
CLEAN EATING

Mi.

ACTIVE DAY
CLEAN EATING

Do.

ACTIVE DAY
CLEAN EATING

Fr.

ACTIVE DAY
CLEAN EATING

Sa.

ACTIVE DAY
CLEAN EATING

So.

ACTIVE DAY
CLEAN EATING

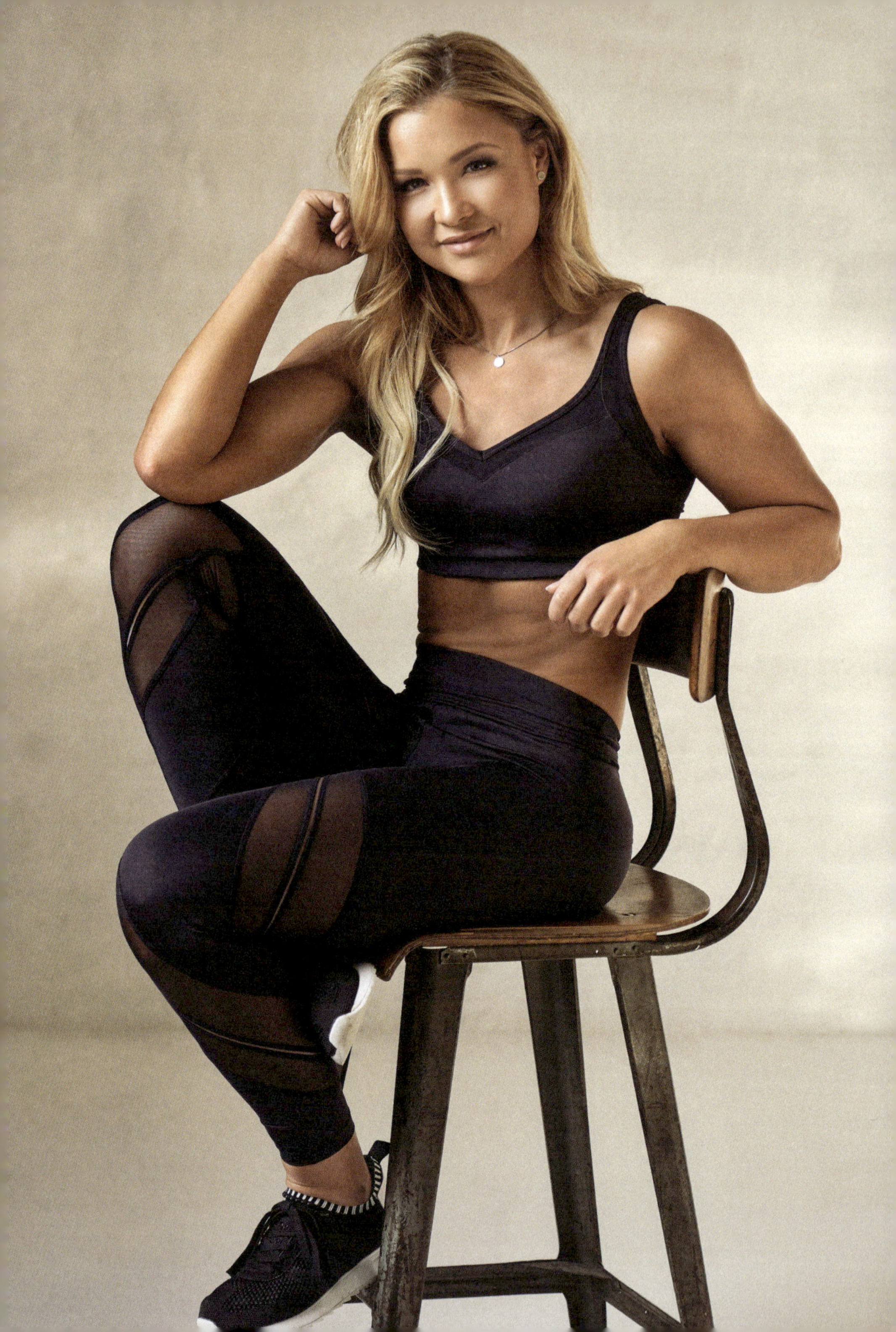

Meine Highlights

GEWICHT

BRUSTUMFANG

HÜFTUMFANG

TAILLENUMFANG

Meine größten Challenges

WENN DU
KEINE LUST HAST,
IMMER WIEDER VON
VORN ZU
BEGINNEN,
DANN GIB NIE AUF!

So fühle ich mich

Drei Dinge, für die ich dankbar bin

1.

2.

3.

Meine nächsten Schritte

FRÜHSTÜCK	MITTAGESSEN	ABENDESSEN	SNACKS	
				WORKOUT
				WORKOUT
				WORKOUT
				WORKOUT
				WORKOUT
				WORKOUT
				WORKOUT

W O R K O U T

Einkaufsliste

ERMINE | WOCHE VON BIS

Mo.

ACTIVE DAY

CLEAN EATING

Di.

ACTIVE DAY

CLEAN EATING

Mi.

ACTIVE DAY

CLEAN EATING

Do.

ACTIVE DAY

CLEAN EATING

Fr.

ACTIVE DAY

CLEAN EATING

Sa.

ACTIVE DAY

CLEAN EATING

So.

ACTIVE DAY

CLEAN EATING

FRÜHSTÜCK	MITTAGESSEN	ABENDESSEN	SNACKS	
				WORKOUT
				WORKOUT
				WORKOUT
				WORKOUT
				WORKOUT
				WORKOUT
				WORKOUT

Einkaufsliste

Mo.

ACTIVE DAY
CLEAN EATING

Di.

ACTIVE DAY
CLEAN EATING

Mi.

ACTIVE DAY
CLEAN EATING

Do.

ACTIVE DAY
CLEAN EATING

Fr.

ACTIVE DAY
CLEAN EATING

Sa.

ACTIVE DAY
CLEAN EATING

So.

ACTIVE DAY
CLEAN EATING

FRÜHSTÜCK	MITTAGESSEN	ABENDESSEN	SNACKS

WORKOUT

WORKOUT

WORKOUT

WORKOUT

WORKOUT

WORKOUT

WORKOUT

Einkaufsliste

ERMINE | WOCHE VON BIS

Mo.

ACTIVE DAY

CLEAN EATING

Di.

ACTIVE DAY

CLEAN EATING

Mi.

ACTIVE DAY

CLEAN EATING

Do.

ACTIVE DAY

CLEAN EATING

Fr.

ACTIVE DAY

CLEAN EATING

Sa.

ACTIVE DAY

CLEAN EATING

So.

ACTIVE DAY

CLEAN EATING

FRÜHSTÜCK	MITTAGESSEN	ABENDESSEN	SNACKS	
				WORKOUT W
				WORKOUT O
				WORKOUT R
				WORKOUT K
				WORKOUT O
				WORKOUT U
				WORKOUT T

Einkaufsliste

ERMINE | WOCHE VON BIS

Mo.

ACTIVE DAY

CLEAN EATING

Di.

ACTIVE DAY

CLEAN EATING

Mi.

ACTIVE DAY

CLEAN EATING

Do.

ACTIVE DAY

CLEAN EATING

Fr.

ACTIVE DAY

CLEAN EATING

Sa.

ACTIVE DAY

CLEAN EATING

So.

ACTIVE DAY

CLEAN EATING

12 MONATE SIND UM!
- ZEIT FÜR EINEN RÜCKBLICK -

Mein absolutes Highlight des Jahres

Diese Ziele habe ich erreicht

Das habe ich geändert

Ich bin stolz auf mich, weil ...

GEWICHT

BRUSTUMFANG

HÜFTUMFANG

TAILLENUMFANG

Drei Dinge, für die ich dankbar bin

1.

2.

3.

Am meisten hat mir geholfen, dass …

Und im nächsten Jahr werde ich …

Mein Motivations-Quote:

ÜBUNG	Woche 1	Woche 2	Woche 3	Woche 4
	Sätze / Wiederholungen / Gewicht	Sätze / Wiederholungen / Gewicht	Sätze / Wiederholungen / Gewicht	Sätze / Wiederholungen / Gewicht
Z. B. SQUATS	3/12 20 KG	3/14 20 KG	3/12 25 KG	3/14 25 KG
BEINPRESSE	3/10 60 KG	3/12 60 KG	3/12 65 KG	3/12 70 KG
LATZUG	2/10 [illegible]	2/12 20 KG	2/14 20 KG	3/10 20 KG

Hier kannst du deinen Fortschritt beim Training festhalten. Notiere, was du geschafft hast, und versuche regelmäßig, die Wiederholungen, Sätze oder das Gewicht zu erhöhen.

ÜBUNG	Woche 1 SÄTZE / WIEDERHOLUNGEN / GEWICHT	Woche 2 SÄTZE / WIEDERHOLUNGEN / GEWICHT	Woche 3 SÄTZE / WIEDERHOLUNGEN / GEWICHT	Woche 4 SÄTZE / WIEDERHOLUNGEN / GEWICHT

ÜBUNG	Woche 1	Woche 2	Woche 3	Woche 4
	SÄTZE / WIEDERHOLUNGEN / GEWICHT	SÄTZE / WIEDERHOLUNGEN / GEWICHT	SÄTZE / WIEDERHOLUNGEN / GEWICHT	SÄTZE / WIEDERHOLUNGEN / GEWICHT

ÜBUNG	Woche 1 SÄTZE / WIEDERHOLUNGEN / GEWICHT	Woche 2 SÄTZE / WIEDERHOLUNGEN / GEWICHT	Woche 3 SÄTZE / WIEDERHOLUNGEN / GEWICHT	Woche 4 SÄTZE / WIEDERHOLUNGEN / GEWICHT

ÜBUNG	Woche 1 SÄTZE / WIEDERHOLUNGEN / GEWICHT	Woche 2 SÄTZE / WIEDERHOLUNGEN / GEWICHT	Woche 3 SÄTZE / WIEDERHOLUNGEN / GEWICHT	Woche 4 SÄTZE / WIEDERHOLUNGEN / GEWICHT

ÜBUNG	Woche 1 SÄTZE / WIEDERHOLUNGEN / GEWICHT	Woche 2 SÄTZE / WIEDERHOLUNGEN / GEWICHT	Woche 3 SÄTZE / WIEDERHOLUNGEN / GEWICHT	Woche 4 SÄTZE / WIEDERHOLUNGEN / GEWICHT

ÜBUNG	Woche 1 SÄTZE / WIEDERHOLUNGEN / GEWICHT	Woche 2 SÄTZE / WIEDERHOLUNGEN / GEWICHT	Woche 3 SÄTZE / WIEDERHOLUNGEN / GEWICHT	Woche 4 SÄTZE / WIEDERHOLUNGEN / GEWICHT

ÜBUNG	Woche 1 SÄTZE / WIEDERHOLUNGEN / GEWICHT	Woche 2 SÄTZE / WIEDERHOLUNGEN / GEWICHT	Woche 3 SÄTZE / WIEDERHOLUNGEN / GEWICHT	Woche 4 SÄTZE / WIEDERHOLUNGEN / GEWICHT

Zutaten

SO GEHT'S

Zubereitungszeit

KCAL	Eiweiss	Fett	KH

Zutaten

So geht's

Zubereitungszeit

KCAL	Eiweiss	Fett	KH

Zutaten

SO GEHT'S

Zubereitungszeit

Kcal	Eiweiss	Fett	KH

Zutaten

So geht's

Zubereitungszeit ....

Kcal	Eiweiss	Fett	KH

Zutaten

SO GEHT'S

Zubereitungszeit

Kcal	Eiweiss	Fett	KH

Zutaten

So geht's

Zubereitungszeit

Kcal	Eiweiss	Fett	KH

Notizen

NOTIZEN

NOTIZEN

NOTIZEN

Notizen

Notizen

Notizen

NOTIZEN

Notizen

Notizen

IMPRESSUM

Kaiserstraße 14b
D-80801 München

ISBN 978-3-89883-976-1
2. Auflage 2019

Lizensiert von:
7NXT Brand Solutions GmbH
Rungestrasse 22-24
10179 Berlin

Projektleitung: Michaela Szwarc, Kathrin Mayr
Texte: Sophia Thiel, Melanie Eberlein
Cover und grafische Gestaltung: Anastazja Szulc, Köln
Fotografie: Dan Carabas, Berlin
Herstellung: Frank Jansen
Producing: Jan Russok
Druck und Bindung: Kösel, Krugzell

Die ZS Verlag GmbH ist ein Unternehmen der Edel SE & Co. KGaA, Hamburg.
www.zsverlag.de | www.facebook.com/zsverlag

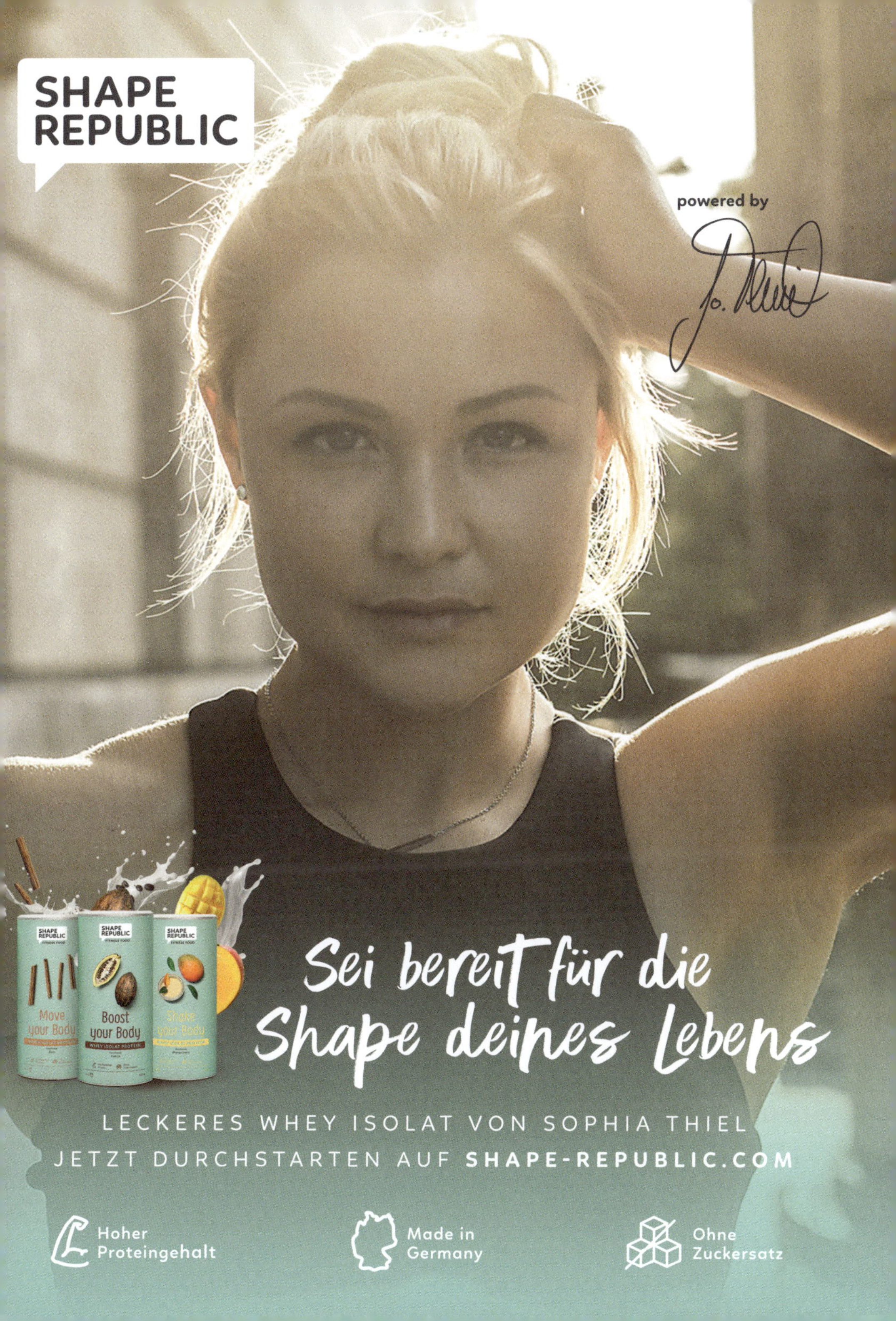

SHAPE REPUBLIC
powered by
Sei bereit für die Shape deines Lebens
LECKERES WHEY ISOLAT VON SOPHIA THIEL
JETZT DURCHSTARTEN AUF SHAPE-REPUBLIC.COM
Hoher Proteingehalt
Made in Germany
Ohne Zuckersatz